NOTICE ET ANALYSE

DES EAUX MINÉRALES

de St.-Alban.

NOTICE ET ANALYSE

DES EAUX MINÉRALES

de St.-Alban,

Hameau dépendant de la commune de St.-André-d'Apchon, sur la rive gauche de la Loire, à deux lieues Ouest-sud-ouest de Roanne, l'un des Chefs-lieux d'arrondissemens du département de la Loire.

PAR M. P. CARTIER,

Docteur en Médecine, Inspecteur des Eaux minérales de St.-Alban, Médecin des Epidémies, etc.

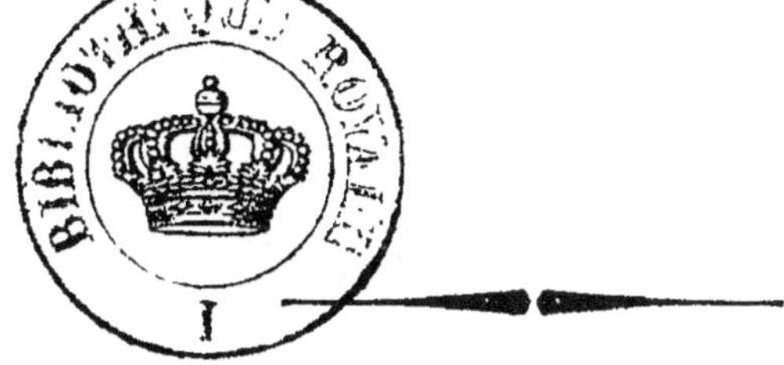

A LYON,

Chez Mr Jailly, propriétaire des Eaux minérales, rue Sirène, n.° 6 ; et dans son Hôtel, à St.-Alban.

1816.

De l'Imprimerie de J.-M. Boursy, place de la Fromagerie.

NOTICE ET ANALYSE
DES EAUX MINÉRALES
de St.-Alban.

<hr>

Depuis long-temps on désiroit connoître les Eaux de St.-Alban, mais de bonnes raisons ont empêché les différents Inspecteurs de satis-faire sur ce point l'empressement du public. Le défaut de logemens, leur peu de commodité faisoient craindre d'y appeler des gens aisés qui auroient été en droit de se plaindre.

Ces raisons ne subsistent plus; des maisons plus commodes ont remplacé les chambres malsaines et les espèces de cabanes dont étoient obligés de s'accommoder ceux que la nécessité amenoit à ces sources.

En dernier lieu, un Négociant de Lyon vient de parachever une maison vaste qui joint l'élégance à la commodité. Il y a aussi établi des bains de la plus grande propreté.

Propriétaire des Eaux, ses soins ne se sont point bornés à ces édifices; il a établi de nouvelles plantations près des fontaines, réparé un bassin qui supplée, dans les temps de sécheresse, aux eaux que le ruisseau qui coule au midi des fontaines fournit dans les temps ordinaires pour les bains.

En un mot, il ne néglige rien de ce qui peut être de quelque utilité ou de quelque agrément pour cet établissement.

Topographie.

Les Eaux Minérales de St.-Alban sont situées au-dessous et à une très-petite distance du hameau de ce nom, qui portoit anciennement celui de Montousse, dépendant de la commune de St.-André-d'Apchon, sur la rive gauche de la Loire, à deux lieues Ouest-sud-ouest de Roanne, l'un des chefs-lieux d'arrondissemens du département de la Loire.

Les fontaines occupent le fond d'un vallon étroit qui s'étend de l'Ouest à l'Est. Il est arrosé par un petit ruisseau qui coule vers le matin, et borne au midi une esplanade qui s'étend jusqu'aux fontaines et sert de promenade aux buveurs.

Les sources sont au nombre de trois; elles sont renfermées dans une petite enceinte carrée, non couverte, parce qu'on a remarqué que l'action du Soleil qui dégage avec abondance le gaz qu'elles contiennent, contribue à les faire passer infiniment mieux.

Cette enceinte a deux portes, l'une au midi pour l'usage des buveurs, l'autre au matin, destinée à l'enlèvement des eaux pour les bains.

Chaque source est encastrée dans un bassin de granit; la cour est carrelée de la même substance dans laquelle on a ménagé une rigole pour l'écoulement des fontaines.

Toutes ces sources coulent avec abondance, et laissent échapper une grande quantité de gaz acide-carbonique; leurs parvis sont couverts d'une égale quantité d'oxide de fer.

La source qui est située plus à l'Ouest et dont le bassin est rond, laisse dégager un plus grand nombre de grosses bulles et a un goût beaucoup plus piquant. Sa position la mettant d'ailleurs plutôt et plus long-temps en contact avec les rayons du soleil, la fait préférer pour la boisson.

Cette source est en face de la porte du midi; les deux autres sont entre cette porte et celle du matin. Celle qui est plus au nord porte le nom de fontaine des Galeux, et sert pour les lotions journalières; l'autre, plus méridionale, est un puits carré de trois pieds de côté et de quinze à vingt pieds de profondeur; cette source, dans laquelle l'Eau minérale est un peu affoi-

blie par des sources étrangères, fournit abon-
damment aux bains d'Eau minérale.

Qualités physiques des Eaux.

Ces eaux sont froides et constamment à la
température de quinze degrés du Thermomètre
de Réaumur. Leur pesanteur spécifique est de
onze degrés. Elles ont une saveur piquante, et
laissent un arrière-goût un peu austère.

Toutes ces Eaux bouillonnent considérable-
ment, et la source que l'on emploie pour la
boisson fournit, comme nous l'avons déjà fait
observer, les bulles les plus grosses.

Ces Eaux claires et limpides ne laissent pas
d'altérer à la longue la transparence du verre
dans lequel on les puise.

Elles laissent un sédiment rougeâtre sur les
parois de leur bassin et dans tout leur trajet.

Les grenouilles et les reptiles qu'on y plonge
périssent promptement.

Mêlées avec le vin rouge, elles le troublent
et lui font prendre une couleur plus foncée.

(9)

Analyse. (*)

Nous avons suivi, pour cette Analyse, la méthode de Bergman.

L'examen par les réactifs nous a fourni les remarques suivantes.

1.° La teinture de tournesol a été rougie.

2.° La couleur du sirop de violettes a été changée en verd.

3.° L'Alcohol gallique a donné une teinte violet-brunâtre ou vin clairet.

4.° L'eau de chaux a pris sur le champ une couleur laiteuse, perdu sa saveur et donné un précipité abondant.

5.° Le muriate de baryte donne aussi un précipité.

6.° Le prussiate de chaux donne une couleur bleue qui devient plus intense en y ajoutant l'acide muriatique.

7.° Les nitrates de mercure et d'argent ont aussi occasionné un précipité blanc.

La première expérience (celle pour la teinture de tournesol) indique la présence d'un acide.

____

(*) Je me fais un devoir d'annoncer que je dois l'exactitude de cette Analyse aux talens et aux connoissances de M.ʳ Barbe, Chimiste et Pharmacien habile de la ville de Roanne, qui a eu la complaisance de faire toutes les opérations devant moi.

La seconde, celle d'un alcali, ou d'une terre calcaire.

La troisième, celle du fer.

La quatrième indique précisément la qualité de l'acide que les eaux contiennent. C'est l'acide carbonique dont la chaux pure s'empare dans cette circonstance.

La cinquième annonce aussi la présence de l'acide *sulfurique*.

La sixième démontre la présence du fer.

La septième indique celle de la chaux et d'un alcali.

Nous avons ensuite fait évaporer à un feu lent, dans une capsule de verre, vingt-deux livres d'eau ; cette évaporation a produit un résidu sec, pesant cinq cent dix grains.

Ce résidu mis dans deux onces d'alcohol, après avoir été filtré et séché, n'a plus pesé que quatre cent quarante-quatre grains ; il y a donc eu une diminution de soixante-six grains.

Cette solution alcoholique évaporée et séchée n'a pas tardé de se résoudre en liqueur, à l'air. Ce sel avoit une saveur marquée un peu piquante, mais sans amertume.

Après l'avoir étendue dans un peu d'eau distillée, nous y avons versé quelques gouttes d'acide sulfurique étendu ; il y a eu dégagement d'acide nitrique sans mélange de muriatique, autant que nous avons pu juger par l'odorat;, il s'est formé un précipité. Ayant ajouté un peu de solution d'alcali minéral , il ne s'est pas formé de nouveau précipité. Il est alors constant que cette substance n'est que du nitrate de chaux, qui est contenu dans l'eau, à raison de trois grains par livre.

Nous avons fait digérer, pendant 24 heures, les quatre cent quarante-quatre grains restant de l'opération précédente , dans huit onces d'eau distillée, ayant soin d'agiter de temps en temps.

Ayant filtré cette dissolution, le résidu séché ne pesoit plus que cent quatre-vingt-six grains. Il y a donc eu deux cent cinquante-huit grains de substance soluble à froid.

Nous avons fait rapprocher cette solution et cristalliser. La cristallisation étoit un peu confuse, cependant elle avoit beaucoup de rapport avec celle du carbonate de soude ; le sel obtenu avoit un goût éminemment alcalin, sans saveur étrangère ; étant resté quelque temps à l'air, il s'est entiérement effleuri.

Ayant fait dissoudre ce sel dans de l'eau distillée , nous avons saturé cette dissolution avec du vinaigre distillé ; nous avons fait cristalliser ce nouveau sel, sur lequel nous avons versé de l'esprit-de-vin qui a dissous toute la

masse. Cette épreuve nous a portés à conclure
que la substance dont il sagit n'est que du carbonate de soude, que les eaux contiennent à la
dose d'environ onze grains trois-quarts de grain
par livre.

L'acétate que nous avions formé, décomposé
par la calcination, nous a redonné l'alcali minéral coloré par le charbon de l'acide acéteux.

L'ébullition des cent quatre-vingt-six grains,
restant dans cinq cents parties d'eau distillée, a
fourni vingt-sept grains de sélénite; ce qui fait
un grain et quart par livre.

Nous avons fait bouillir le résidu de cette
dissolution, pendant quelques minutes, dans
le vinaigre distillé; ayant précipité cette nou-
velle solution par celle de l'alcali-minéral,
nous avons obtenu soixante-trois grains de
terre calcaire. Un peu d'acide sulfurique versé
sur ce précipité a occasionné un peu de mouvement; mais il est resté insipide. C'est donc
un peu moins de trois grains de terre calcaire
que les eaux contiennent par livre.

Nous avons opéré la dissolution des quatre-
vingt-seize grains restans par l'acide muriatique, et avons obtenu, par le moyen du prussiate
de chaux, trente-six grains de prussiate de
fer. En faisant la soustraction de l'acide prussi-
que, il reste alors un peu moins d'un grain

d'oxide de fer, et environ deux grains de terre argileuse par livre.

Pour évaluer la quantité d'acide carbonique que contiennent les eaux, suivant le procédé de M.ʳ Gioanetti, nous en avons éprouvé une pinte à la source même, qui a été mêlée promptement avec de l'eau de chaux, jusqu'à ce qu'il ne se forme pas de précipité.

Le précipité, lavé et séché, pesait cent douze grains. Ainsi, en déduisant les 19/32.ᵐᵉˢ pour l'eau et la terre calcaire, nous avons trouvé quarante-sept grains d'acide carbonique par pinte.

RÉCAPITULATION.

Ces eaux contiennent donc, par pinte :

Nitrate de chaux.	6 grains.	
Carbonate de soude.	32. .	$^1/_2$
Sulfate de chaux.	2. .	$^1/_2$
Carbonate de chaux.	6. .	$^1/_2$
Oxide de fer.	1. .	$^5/_6$
Terre argileuse.	4. .	.
Acide carbonique.	47. .	.

Propriétés des Eaux.

On sent que, d'après la quantité de gaz des différens principes salins qu'elles contiennent, et du fer qui y est dans un état d'extrême division, ces eaux doivent avoir des propriétés très-marquées.

En effet, ces Eaux sont rafraîchissantes, antiseptiques, apéritives, diurétiques, antispasmodiques, toniques.

Les maladies dans lesquelles on les emploie avec avantage, sont toutes celles de la peau; les dartres de toute espèce; c'est sur-tout dans ces maladies le plus souvent rebelles, que nous avons vu des cures étonnantes.

Il y a peu d'années que, d'un département voisin, une jeune demoiselle très-intéressante se rendit aux eaux avec une dartre suppurante au visage, qui lui donnoit un aspect si hideux qu'on fut obligé de la reléguer dans sa chambre, pour éviter la répugnance bien naturelle qu'occasionnoit sa présence. Elle ne paroissoit que voilée aux fontaines. Dans une seule saison, les croûtes séchèrent; ce vilain masque tombé laissa voir une figure charmante, que l'on ne pouvoit soupçonner. Cette demoiselle s'est mariée peu de temps après, et ne l'ayant pas vu reparoître aux eaux dont elle s'étoit si bien trouvée, tout porte à croire que la guérison a été complette.

Il y a deux ans, qu'un notaire de Chazelle-sous-Lyon, très-inquiet sur son état, se rendit aux eaux d'après mes conseils ; il avoit aux deux jambes une dartre suppurante, accompagnée d'enflure ; une seule saison suffit aussi pour le guérir. Il revint l'année suivante, mais pour consolider sa guérison, et, comme on dit, par reconnoissance.

Je pourrois citer une infinité de cas semblables, et nommer même beaucoup de personnes qui m'y ont autorisé ; mais je m'écarterois de mon but, qui est de faire connoître les Eaux à ceux qui sont dans le cas de les ordonner.

Ces eaux sont spécifiques dans la gale et ses dépôts ; très-utiles dans les engorgemens lymphatiques et glanduleux, les scrophules, les obstructions des viscères, les jaunisses chroniques, la chlorose, la suppression des règles, leur évacuation trop abondante, ce qui peut paroître contradictoire au vulgaire, mais non aux médecins qui savent que l'atonie de l'organe utérin peut occasionner les deux extrêmes.

Elles sont aussi très-avantageuses dans les dépôts de lait.

M. le docteur Bonnefoy ayant observé que les bergers étoient très-soigneux d'éloigner leurs vaches des eaux de la fontaine de Sail-sous-

Couzan, dont elles sont très-avides et qui leur font perdre leur lait, les ordonna par analogie dans les dépôts de lait, et ne fut point trompé dans son attente. Les Eaux de St.-Alban ayant de grands rapports avec celles de Sail, on a dû les employer dans les mêmes circonstances, et le succès n'a pas été douteux.

On a souvent observé un sédiment blanchâtre dans les urines des femmes qui les boivent pour cette maladie, même à des époques éloignées de leurs couches.

Elles conviennent aussi dans les fleurs-blanches, les écoulemens, suite de gonorrhées, pour compléter le traitement des maladies siphilitiques.

Elles sont aussi très-avantageuses aux goutteux, en éloignant les accès de goutte et dissipant la matière tophacée qui se dispose dans les articulations.

Elles facilitent singulièrement l'évacuation du sable et des graviers qui occupent les reins, mais ne sont pas sans inconvéniens, s'ils sont un peu gros. J'ai connu une dame sujette à des coliques néphrétiques violentes, rendant des graviers assez gros, qui étoit débarrassée de ses coliques pour deux ans, toutes les fois qu'elle prenoit les eaux; mais quand elle en commençoit l'usage, elle ne tardoit pas d'en éprouver l'accès, à la vérité moins fort que s'il fût survenu sans le concours de cette circonstance.

Ces eaux sont ausi très-utiles dans les affections scorbutiques, les taches, les hémorragies, les ulcères qui en sont la suite; dans les érysipèles chroniques.

Les hypocondriaques, les personnes nerveuses en éprouvent aussi de bons effets, de même que les personnes sujettes aux palpitations. Dans les cas d'épuisement, soit par excès des plaisirs de Vénus, soit par suite de l'onanisme, elles sont du plus grand avantage. On sent que dans ce cas il faut la plus grande circonspection pour ne pas mésuser du retour de ses forces.

Elles conviennent aussi dans les foiblesses d'estomac, les diarrhées chroniques provenant du relâchement des intestins, suite de dyssenteries; elles sont aussi un excellent vermifuge.

Plusieurs femmes, privées de la jouissance d'être mères, ont trouvé dans ces sources l'accomplissement de leurs désirs, et la fin d'une stérilité provenant chez elles, soit de l'empâtement et de l'engorgement de l'organe utérin, soit du relâchement des mêmes organes.

C'est en général ce sexe délicat qui retire les plus grands avantages de l'usage des eaux, soit dans les maladies que nous avons déjà notées, soit lors du travail de leur développe-

I

-ment, soit lorsque le retour de l'âge amène cet
état de mal-être qui a très-souvent lieu à cette
-époque.

Je pourrois, à l'appui de tous les cas dans les-
quels nous avons recommandé les Eaux, citer
nombre d'observations ; mais je m'écarterois
de mon plan, qui est de me borner à donner une
simple notice.

Usage des Eaux.

Ces Eaux s'emploient en boisson, en lotions
et en bains ; mais on doit être réservé sur les
deux dernières manières de les employer, qui
ne deviennent avantageuses qu'à la fin de
l'usage intérieur dans les maladies de la peau.
On en use plus librement dans les cas d'atonie ;
le plus souvent on associe à leur usage interne
les bains d'eau commune.

On a remarqué que le temps le plus propre
pour prendre les eaux était celui où la température de l'air est un peu chaude ; on a fixé, en
conséquence, la saison des eaux depuis le 22
Juin jusqu'au 22 Septembre. Quoique les eaux
soient infiniment préférables, bues à la source,
elles ne laissent pas de conserver beaucoup de
propriétés malgré le transport. J'ai conservé
pendant plus d'un an des bouteilles d'eau qui,
après cet espace de temps, continuoient à

avoir une bonne partie de leur goût piquant et de leur saveur.

Manière de les prendre.

Ces Eaux se prennent le matin, à jeun, un peu après le lever du soleil. On commence par en prendre deux ou trois verres, en mettant de quinze à vingt minutes d'intervalles entre les verres.

Chaque jour on augmente d'une verrée, jusqu'à ce qu'on soit parvenu au nombre de six à sept au plus, et on s'en tient à cette dose pendant tout le temps qu'on les prend. On a observé qu'une plus grande quantité passoit moins bien, et devenoit même nuisible.

On doit faciliter l'action des eaux par un exercice modéré.

Quelques personnes prennent, sans inconvénient, un verre d'Eau minérale l'après-midi, quand la digestion est faite; d'autres en prennent à leur repas, mais ce dernier usage n'est convenable qu'aux galeux chez qui en général l'estomac fait très-bien ses fonctions.

On boit le plus ordinairement les eaux pendant 21 jours ; s'il convient d'en prolonger l'usage, on met alors un intervalle après cet espace de temps.

Les bains que l'on associe le plus souvent à l'usage interne des eaux , se prennent immédiatement après avoir bu la dernière verrée.

Régime.

Le régime doit être doux et modifié suivant la nature des maladies. On doit en général s'abstenir de café, de liqueurs, de viandes salées et épicées.

Il convient de faire un très-léger déjeûner à la suite de la boisson des Eaux , ou au sortir du bain.

Il est aussi avantageux de peu souper, pour que les premières voies soient bien disposées à recevoir les eaux.

Il convient, comme je l'ai déjà dit, de faire un exercice modéré ; soit le matin, pendant qu'on boit les eaux, soit l'après-midi, en évitant le soleil, le serein et les intempéries de l'air.

On évitera le sommeil l'après-dîner, toute contention d'esprit, et on aura soin de se coucher de bonne heure.

Préparation.

La préparation aux eaux doit être coordon-
née à la maladie pour laquelle on y a recours,
et au tempérament du malade. Dans les maladies de la peau, on doit préalablement avoir
fait usage des dépurants, des délayants, des
bains ; dans les engorgemens glanduleux et
les obstructions, des appéritifs ; en général, il
faut avoir débarrassé les premières voies,
excepté dans les maladies nerveuses et accom-
pagnées de foiblesse. C'est au médecin ordi-
naire du malade qu'appartiennent le choix et
la direction de ces moyens.

Manière d'agir des Eaux.

La manière d'agir des Eaux varie dans les divers sujets.

Chez la plupart, elles occasionnent des urines plus abondantes; chez un petit nombre, des sueurs. Le plus grand nombre éprouve de la constipation; quelques personnes resserrées naturellement, ont au contraire le ventre plus libre. Cet effet tient au ressort que donnent les eaux aux intestins dont le mouvement péristaltique étoit affoibli. Il est aussi arrivé à quelques personnes d'éprouver un dévoiement, mais il n'est pas de durée, ou cela tient à quelque défaut de régime, auquel il est essentiel d'obvier.

FIN.

www.ingramcontent.com/pod-product-compliance
Lightning Source LLC
LaVergne TN
LVHW011035050726
842519LV00004B/1382